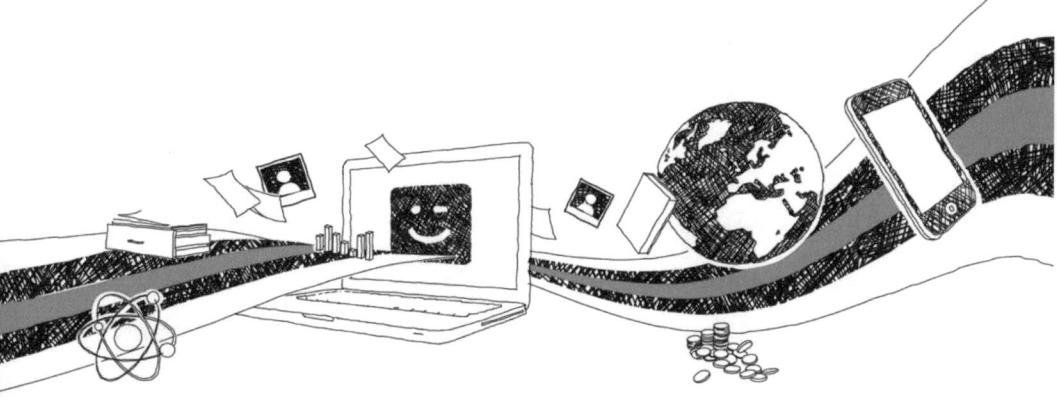
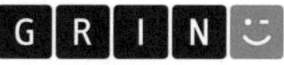

Vegetarische Ernährung und Gesundheit bei Kindern und Jugendlichen in Deutschland

Der Effekt von fleischloser Ernährung auf den Hämoglobinwert - eine Analyse der Daten des Kinder- und Jugendgesundheitssurveys (KiGGS)

Eveline Otte im Kampe
Johanna Föllmer
Anne Ideler

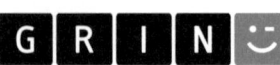

Bibliografische Information der Deutschen Nationalbibliothek:

Die Deutsche Nationalbibliothek verzeichnet diese Publikation in der Deutschen Nationalbibliografie; detaillierte bibliografische Daten sind im Internet über http://dnb.d-nb.de abrufbar.

ISBN: 9783656272915
Dieses Buch ist auch als E-Book erhältlich.

© GRIN Publishing GmbH
Trappentreustraße 1
80339 München

Druck und Bindung: Books on Demand GmbH, Norderstedt Germany
Gedruckt auf säurefreiem Papier aus verantwortungsvollen Quellen

Das Buch bei GRIN: https://www.grin.com/document/199834

Fachprojekt Epidemiologie und Datenanalyse

4. Semester Gesundheitswissenschaften

HAW Hamburg

Vegetarische Ernährung und Gesundheit bei Kindern und Jugendlichen in Deutschland

Der Effekt von fleischloser Ernährung auf den Hämoglobinwert - eine Analyse der Daten des Kinder- und Jugendgesundheitssurveys (KiGGS)

Johanna Föllmer, Anne Ideler, Eveline Otte im Kampe

15.02.2011

Inhaltsverzeichnis

Abstract

Einführung

Eine Ernährungsform, bei der auf Fleisch verzichtet wird, kann langfristig zu einer Mangelversorgung mit dem Spurenelement Eisen führen und somit die Entstehung einer Eisenmangelanämie begünstigen. Als diagnostischer Parameter für eine Eisenmangelanämie kann die Hämoglobin-Konzentration im Blut herangezogen werden.

In dem vorliegenden Bericht wurde anhand der im Rahmen des bundesweiten Kinder- und Jugendgesundheitssurveys erhobenen Daten mittels statistischer Analyseverfahren geprüft, ob Kinder, die sich fleischlos ernähren, einen niedrigeren Hämoglobinwert aufweisen als jene, die Fleisch verzehren.

Methoden

In dem vom Robert Koch-Institut (RKI) als Public-Use-File bereitgestellten Datensatz wurde für die Variable „Hämoglobin im Blut" eine deskriptive Analyse jeweils für die Vegetarier und Nicht-Vegetarier durchgeführt. Ob ein Unterschied im Hämoglobinwert zwischen beiden Gruppen besteht, wurde mit dem t-Test für unabhängige Stichproben getestet. Die Varianzaufklärung von fleischloser Ernährung sowie weiterer Variablen wurde mittels einer univariaten mehrfaktoriellen Kovarianzanalyse untersucht. Aufgrund der Ergebnisse wurde durch ein einfaches lineares Regressionsmodel der Zusammenhang zwischen Hämoglobin und der Variable „Alter genau" analysiert. Die Analyse erfolgte mit der Software PASW Statistics 18.

Ergebnisse

Es konnte kein signifikanter Unterschied zwischen dem Mittelwert des Hb-Wertes von Vegetariern und Nicht-Vegetariern gefunden werden. Die Kovarianzanalyse von fleischloser Ernährung und anderen Variablen zeigte keinen oder fast keinen Einfluss auf die Hämoglobin-Konzentration. Lediglich für das Alter ergab das Regressionsmodell eine Varianzaufklärung von 34,2%.

Diskussion und Schlussfolgerung

Die Ergebnisse zeigen keinen Einfluss von fleischloser Ernährung auf den Hämoglobinwert. Folglich hätten Vegetarier kein höheres Risiko, eine Eisenmangelanämie zu entwickeln, als nicht Nicht-Vegetarier.

Allerdings ist zu berücksichtigen, dass aufgrund des Stichprobenverfahrens die Repräsentativität der Ergebnisse nicht gegeben ist und verschiedene Bias zu einer Verzerrung der Ergebnisse geführt haben können. Um den Effekt von vegetarischer Ernährung auf die Entstehung einer Eisenmangelanämie besser beurteilen zu können, ist der Hämoglobinwert allein nicht hinreichend. Hierfür wird empfohlen, den Ferritinwert und den Wert des löslichen Transferrinrezeptors in die Analyse einzubeziehen.

Des Weiteren sollten in Zukunft die vom RKI bereitgestellten Gewichtungsvariablen in die Analyse eingebunden werden, um eine Repräsentativität der Ergebnisse gewährleisten zu können. Es wären weitere Studien wünschenswert, bei denen eine genauere Erhebung von Verzehrmengen und –häufigkeiten vorgenommen wird. Längsschnittstudien wären in diesem Fall zu bevorzugen, um eine bessere Beurteilung von Ursache-Wirkungsbeziehungen zu ermöglichen.

Einführung

Die derzeitigen Nachrichtenmeldungen drehen sich im Wesentlichen erneut um einen neuen Lebensmittelskandal. „Dioxin"- wieder eine Meldung, die wie in den vergangenen Jahren „BSE", „Gammelfleisch", „Schweine- und Vogelgrippe" oder „Schweinepest" die tierische Lebensmittelindustrie betrifft. Dementsprechend steigt in diesen Zeiten das Misstrauen der Konsumenten gegenüber tierischen Lebensmitteln und fleischlose bzw. vegetarische Ernährungsformen gewinnen mehr und mehr an Beliebtheit [1]. Diese Beliebtheit bzw. die Trends der Ernährungsgewohnheiten umfassen die Allgemeinbevölkerung und somit auch Kinder und Jugendliche [2].

Eine vegetarische Ernährung bezeichnet in erster Linie eine Ernährungsweise, bei der weder Fleisch noch Fisch verzehrt werden. Dennoch lassen sich diverse Formen des Vegetarismus unterscheiden. Strenge Vegetarier bzw. Veganer verzichten auf alle tierischen Nahrungsmittel. Bei der lacto-vegetarischen Ernährung werden zusätzlich Milchprodukte verzehrt, während die ovo-vegetarische Kost nur Eier mit einschließt. Ovo-lacto-Vegetarier beziehen sowohl Eier als auch Milchprodukte in ihren Speiseplan mit ein [2, 3].

Zwar könnten vegetarische Ernährungsformen vor Gesundheitsrisiken schützen, aber ebenso können sie auch zu gesundheitlichen Beeinträchtigungen führen. So können bei Säuglingen und Kindern, die sich streng vegetarisch ernähren bzw. ernährt werden, Mangelzustände wie Vitaminmangelerscheinungen, Rachitis, Osteoporose, Anämie und schwere Gedeihstörungen auftreten. Derartige gesundheitliche Beeinträchtigungen sind nicht zuletzt die Folge einer unzureichenden Zufuhr von Eisen, Jod, Zink, Vitamin B 12, Vitamin D, Eiweiß, Kalzium und Energie im Zuge des strengen Vegetarismus. Mit der ovo-lacto-vegetarischen Ernährungsweise kann hingegen eine ausreichende Versorgung mit diesen Nährstoffen - mit Ausnahme des Eisens - gewährleistet werden [2].

Ein längerfristiger Verzicht auf Fleisch kann daher zu einer Mangelversorgung mit dem für den menschlichen Organismus lebenswichtigen Spurenelement Eisen führen. Eisen ist vor allem für den Aufbau des roten Blutfarbstoffs Hämoglobin in den Erythrozyten und somit für den Sauerstofftransport notwendig. Deshalb kann ein lang anhaltender Eisenmangel einen Mangel an Hämoglobin in den roten Blutkörperchen hervorrufen und schließlich zu einer Blutarmut bzw. zur Eisenmangelanämie führen. Zu den Symptomen der Eisenmangelanämie gehören u.a. Müdigkeit, Blässe, verminderte körperliche und geistige Leitungsfähigkeit, Kurzatmigkeit und Herzrasen [4].

Die Eisenmangelanämie stellt eine der häufigsten Ernährungsmangelerscheinungen bei Kindern dar. Zwei Studien aus Brasilien aus dem Jahr 2010 haben Zusammenhänge zwischen einem ernährungsbedingten Eisenmangel und dem Auftreten einer Anämie im Kindesalter aufgewiesen [5,6]. Allerdings sind die Ergebnisse zu diesem Thema nicht konsistent. Eine Studie aus Indien fand keine signifikanten Unterschiede bezüglich des Eisen-Profils zwischen Vegetariern und Nicht-Vegetariern [7].

Um festzustellen, ob eine fleischlose Ernährung die Entstehung einer Eisenmangelanämie bei Kindern in Deutschland begünstigt, wurden in diesem Bericht Daten des Kinder- und Jugendgesundheitssurveys (KiGGS) ausgewertet.

Die KiGGS-Studie ist eine bundesweite Langzeitstudie des Robert Koch-Instituts (RKI), die den Gesundheitszustand von Kindern und Jugendlichen zwischen 0 und 17 Jahren in Deutschland thematisiert. Bei der ersten Studie handelt es sich um eine Basiserhebung, die von 2003 bis 2006 mit insgesamt 17.641 Mädchen und Jungen sowie deren Eltern stattfand. Die Datenerhebung erfolgte in 167 für die Bundesrepublik repräsentativen Städten und Gemeinden durch speziell entwickelte Fragebögen, medizinische Untersuchungen und Laboranalysen (Blut- und Urinproben). Die Basiserhebung wird in einer zweiten Studie, die 2009 gestartet ist und bis 2012 andauert, unter dem Namen „Welle 1" fortgesetzt [8].

Es gab bereits publizierte Analysen bzgl. des Vegetarieranteils unter den Teilnehmern der Studie [9] sowie zum Anteil der Kinder, die unter Anämie leiden [10]. Bisher fehlen aber Analysen, anhand derer der Zusammenhang zwischen vegetarischer bzw. fleischloser Ernährung und einem verminderten Hämoglobin-Wert (Hb-Wert) im Blut untersucht wurde, der als Indikator für eine Eisenmangelanämie herangezogen werden kann [4].

Ob Vegetarier einen niedrigeren Hb-Wert aufweisen als Nicht-Vegetarier, wird in der folgenden statistischen Analyse überprüft.

Methoden

Im vorliegenden Bericht wurden Querschnittsdaten der KiGGS-Basiserhebung analysiert, um den Zusammenhang zwischen fleischloser Ernährung und dem Hb-Gehalt im Blut zu untersuchen. Der Datensatz wurde als Public-Use-File vom RKI bereitgestellt.

Mit der KiGGS-Studie sollten erstmalig für die gesamte Bundesrepublik repräsentative Daten zur gesundheitlichen Lage von Kindern und Jugendlichen erhoben werden. Die Stichprobenziehung erfolgte über ein komplexes zweistufiges Verfahren mit ungleichen Auswahlwahrscheinlichkeiten. Bei einer Response-Rate von 66,6% konnte eine Gesamtteilnehmerzahl von 17.641 (8.985 Jungen, 8.656 Mädchen) erreicht werden [11].

Die Daten zum Lebensmittelverzehr der Kinder wurden mittels eines speziell entwickelten Fragebogens erhoben. Die Hämoglobinwerte wurden durch einen Bluttest ermittelt. In die Analyse wurden nur die Fälle einbezogen, deren Eltern die Frage „Erhält ihr Kind zurzeit eine besondere Ernährung – ohne Fleisch, Geflügel und Wurst?" mit „ja" oder „nein" beantwortet haben, und von denen der Hb-Wert gemessen worden ist. Fälle, deren Eltern die Frage „Ernährung ohne Fleisch, Geflügel und Wurst" mit „weiß nicht" beantwortet haben, wurden von der Analyse ausgeschlossen (N= 35). Personen, die sich ohne Geflügel, Fleisch und Wurst ernähren, werden in diesem Bericht als Vegetarier bezeichnet und alle anderen als Nicht-Vegetarier.

Bei der deskriptiven Analyse wurden jeweils für die Vegetarier und Nicht-Vegetarier der Mittelwert vom Hb-Wert berechnet sowie das dazugehörige 95%ige Konfidenzintervall (95% CI) und der Wert für das Minimum und Maximum. Um zu prüfen, ob die abhängige Variable Hämoglobin normalverteilt vorliegt, wurde für beide Gruppen der Kolmogorov-Smirnov-Test durchgeführt sowie jeweils ein Histogramm und ein Q-Q-Diagramm erstellt. Ob bei beiden Gruppen bzgl. des Hb-Wertes ein Unterschied vorliegt, wurde mit dem t-Test für unabhängige Stichprobe getestet.

Die Varianzaufklärung von fleischloser Ernährung und weiterer Variablen auf den Hb-Wert wurde mittels einer univariaten mehrfaktoriellen Kovarianzanalyse untersucht. Die weiteren Variablen waren Folgende: Geschlecht, Alter, soziale Schicht, Migrationshintergrund, Wohnregion, Wohnortgröße, Verzehr von Vollkornprodukten, Übergeben bei Völlegefühl, Ernährung ohne Fisch, Verzehr von Milch und Milchbrei, Ernährung ohne Milch, Ernährung ohne Eier, Einnahme von Vitamin A, B und C, Einnahme von Calcium, Einnahme von Eisen, Konsum von Kaffee, Konsum von schwarzem oder grünem Tee und Vorliegen einer Schilddrüsenerkrankung.

Aufgrund der Ergebnisse der Kovarianzanalyse wurde eine deskriptive Analyse der Variable „Alter genau" durchgeführt (Minimum, Maximum, Mittelwert mit 95% CI, Varianz) und mit dem Kolmogorov-Smirnov-Test sowie einem Histogramm auf Normalverteilung überprüft.

Der Zusammenhang zwischen Alter und Hb-Wert wurde mittels einer einfachen linearen Regressionsanalyse untersucht.

Um die Voraussetzung des linearen Zusammenhangs zwischen Alter und dem Hb-Wert für das Regressionsmodell zu prüfen, wurde ein Korrelationskoeffizient nach Spearman berechnet sowie ein Streudiagramm mit zusätzlicher Loess-Kurve erstellt. Die Modellgüte wurde mit der Residualstatistik, der deskriptiven Analyse der Variablen *SDFIT*, *SDBETA* und *COVRATIO* und mit der fallweisen Diagnose der

Ausreißer überprüft. Von den standardisierten Residuen wurden Quartile berechnet, um sie in gleich große Gruppen einzuteilen und mit dem Levene-Test auf Varianzgleichheit zu prüfen. Die Analysen wurden mit der Software PASW Statistics 18 durchgeführt.

Ergebnisse

In die Analyse gehen alle Fälle ein, deren Eltern die Frage „Ernährung ohne Fleisch, Geflügel und Wurst" mit „ja" oder „nein" beantwortet haben und von denen ein Hämoglobin-Wert vorliegt (N= 13509). Dies entspricht 76,58% der Teilnehmer. Von 70,2% der Vegetarier (N= 273) und von 80,9% der Nicht-Vegetarier (N= 13236) liegen Angaben zum Hämoglobin-Wert vor.

Der Hb-Mittelwert bei den Vegetariern liegt bei 12,93 g/dl (95% CI: 12,80 – 13,05 g/dl). Der kleinste Wert, der gemessen worden ist, liegt bei 9,7 g/dl, der höchste bei 15,9 g/dl. Bei den Nicht-Vegetariern liegt ebenfalls ein Hb-Mittelwert von 12,93 g/dl vor, (95% CI: 12,95 – 12,99 g/dl). Hier befindet sich der niedrigste Wert bei 6 g/dl und der höchste bei 19,8 g/dl.

Beim Test auf Normalverteilung ergab der Kolmogorov-Smirnov-Test bei den Vegetariern einen p-Wert von 0,005 und bei den Nicht-Vegetariern ist der p-Wert kleiner als 0,001. Damit wird die Nullhypothese, dass eine Normalverteilung vorliegt, abgelehnt, d.h. für beide Gruppen ist der Hb-Wert nicht normalverteilt. Allerdings ist zu berücksichtigen, dass v.a. bei den Nicht-Vegetariern eine sehr große Stichprobe vorliegt (N= 13236), wodurch selbst kleinste Abweichungen von einer Normalverteilung hoch signifikant werden können. Deswegen kann bei beiden Gruppen annähernd von einer Normalverteilung ausgegangen werden, was auch in den Histogrammen sowie im Q-Q-Diagramm zu erkennen ist (s. Abb. 1, 2 und 3 im Anhang).

Der t-Test für unabhängige Stichproben hat keinen signifikanten Unterschied zwischen dem Mittelwert des Hb-Wertes von Vegetariern und Nicht-Vegetariern ergeben (p= 0,505), was auch daran zu erkennen ist, dass das Konfidenzintervall für die Differenz der Hb-Mittelwerte die Null mit einschließt (95% CI: -0,1791 – 0,0881 g/dl). Die Nullhypothese kann somit nicht verworfen werden und es besteht kein statistisch signifikanter Unterschied im Hb-Wert zwischen Vegetariern und Nicht-Vegetariern.

Die univariate mehrfaktorielle Kovarianzanalyse ergab, dass die Ernährung ohne Geflügel, Fleisch und Wurst eine Varianzaufklärung (korrigiertes R-Quadrat= 0,000) von 0% hat (p= 0,505). Alle anderen getesteten unabhängigen Variablen [*Geschlecht, Alter, soziale Schicht, Migrationshintergrund, Wohnregion, Wohnortgröße, Verzehr von Vollkornprodukten, Übergeben bei Völlegefühl, Ernährung ohne Fisch, Verzehr von Milch und Milchbrei, Ernährung ohne Milch, Ernährung ohne Eier, Einnahme von Vitamin A, B und C, Einnahme von Calcium, Einnahme von Eisen, Konsum von Kaffee, Konsum von schwarzem oder grünem Tee und Vorliegen einer Schilddrüsenerkrankung*] ergaben entweder gar keine oder nur eine sehr geringe Varianzaufklärung. Somit haben diese Variablen keinen oder fast keinen Einfluss auf den Hb-Wert. Einzig bei der Variable „Alter genau" zeigte das Modell eine Varianzaufklärung von 34,2% an (korrigiertes R-Quadrat= 0,342, p< 0,001).

Die deskriptive Analyse von „Alter genau" ergab einen Mittelwert von 9,02 Jahren (95% CI: 8,94 – 9,09 Jahre). Das Minimum bei „Alter genau" liegt bei 0,16 Jahren und das Maximum bei 17,98 Jahren. Laut Kolmogorov-Smirnov-Statistik liegt keine Normalverteilung vor (p< 0,001) (s. auch Abb. 4 im Anhang). Da „Alter genau" eine metrische Variable ist, wurde zur weiteren Untersuchung ihres Einflusses auf den Hb-Wert eine einfache lineare Regression als besser geeignetes Analyse-Modell durchgeführt. Diese Analyse umfasst alle Fälle, für die die Angaben zum Alter und Hämoglobinwert vorliegen (N= 14075).

Um die Voraussetzung der Linearität für die Lineare Regression zu prüfen, wurde auf einen linearen Zusammenhang zwischen „Alter genau" und Hämoglobin getestet. Der Korrelationskoeffizient (Rho=

0,589, p< 0,001) zeigt, dass eine mittlere Korrelation und somit Linearität gegeben ist. Dies wird durch die Loess-Kurve im Streudiagramm unterstützt (s. Abb. 5 im Anhang).

R-Quadrat	Korrigiertes R-Quadrat	Durbin-Watson-Statistik
0,342	0,342	1,995

Tabelle 1: Modellzusammenfassung, einfaches lineares Regressionsmodell, Daten: KiGGS

Die Modellzusammenfassung des Linearen Regressionsmodells zeigt, dass das Alter sowohl in der Stichprobe (R-Quadrat= 0,342) als auch in der Quellpopulation (Korrigiertes R-Quadrat= 0,342) 34,2% der Varianz des Hb-Wertes erklärt (Tab. 1). Die Durbin-Watson-Statistik zeigt einen Wert von 1,995 an und liegt über dem kritischen Wert von 1,779 (dU), so dass man von unabhängigen Residuen ausgehen kann, was eine Voraussetzung für die Generalisierbarkeit des Modells ist.
Bei der Prüfung der Regressionsfunktion ergab die Varianzanalyse einen F-Wert von 7303,34 (p< 0,001). Die Nullhypothese kann demnach abgelehnt werden und es besteht ein statistisch hochsignifikanter linearer Zusammenhang zwischen dem Alter und dem Hb-Wert.

Modell	Regressionskoeffizient B	Standardfehler	Beta	T	Signifikanz	95% Konfidenzintervall für B
Konstante	11,53	0,02		620,44	< 0,001	11,49 – 11,56
Alter genau	0,14	0,00	0,585	85,46	< 0,001	0,14 – 0,15

Tabelle 2: Koeffizienten des Regressionsmodells inkl. 95%CI, abhängige Variable: Hämoglobin im Blut (Hb) [g/dl], Daten: KiGGS

Die Prüfung der Regressionskoeffizienten ergab einen standardisierten Koeffizienten Beta von 0,585: wenn das Alter um eine Einheit steigt, dann steigt der Hb-Wert um den 0,585-fachen Anteil der Varianz. Durch den T-Wert von 85,46 (p< 0,001) kann die Nullhypothese abgelehnt werden und es liegt ein hochsignifikanter positiver linearer Zusammenhang zwischen Alter und Hämoglobin vor: wenn das Alter um ein Jahr steigt, dann steigt der Hb-Wert um 0,14 g/dl (95% CI: 0,14 – 0,15 g/dl) (Tab. 2). Laut dem Ordinatenabschnitt der Regressionsfunktion liegt bei einem Alter von Null der Hb-Wert durchschnittlich bei 11,53 g/dl (95% CI: 11,49 – 11,56 g/dl, p< 0,001).
Bei der Überprüfung auf Ausreißer hat die Residualstatistik ergeben, dass der zentrierte Hebelwert und die Cook-Distanz gleich Null sind. Somit liegt keine Verzerrung durch Ausreißer vor. Dies wird durch die Ergebnisse der deskriptiven Analyse vom standardisierten *DFFIT* und standardisierten *DFBETA* unterstützt, da die Abweichung von der Standardabweichung ca. Null ist, sowie durch die Ergebnisse der deskriptiven Analyse der Kovarianzratio, da alle Werte ca. den Wert 1 annehmen.
Die fallweise Diagnose ergab insgesamt 711 Ausreißer von 14075 Fällen, deren standardisierte Residuen größer als 2 sind. Dadurch liegen 94,95% (N= 13364) der Fälle im Bereich +/-2 Standardabweichungen vom vorhergesagten Wert. Da mindestens 95% im Bereich +/-1,96 liegen müssen, kann ein verzerrender Einfluss der Ausreißer nicht vollständig ausgeschlossen werden.
Der Levene-Test der standardisierten Residuen ergibt einen p-Wert kleiner 0,001; somit wird die Nullhypothese abgelehnt und die Voraussetzung der Varianzgleichheit für die Generalisierbarkeit ist nicht gegeben. Eine weitere Voraussetzung für die Generalisierbarkeit ist die Normalverteilung der Residuen. Die Prüfung erfolgte mit dem Kolmogorov-Smirnov-Test, der ergab, dass keine Normalverteilung vorliegt (p< 0,001).
Bei der Prüfung auf Varianzgleichheit sowie Normalverteilung muss allerdings berücksichtigt werden, dass eine sehr große Stichprobengröße selbst kleinste Abweichungen signifikant werden lässt. Daher könnte man von Varianzgleichheit und von Normalverteilung annähernd ausgehen, was auch im P-P-Plot

der standardisierten Residuen und dem Streudiagramm der Residuen gegenüber den vorhergesagten Werten erkennbar wird (s. Abb. 6 und 7 im Anhang).

Diskussion

Die Analyse hat ergeben, dass fleischlose Ernährung bei Kindern und Jugendlichen im Alter von 0 bis 17 Jahren keinen Einfluss auf die Hämoglobin-Konzentration im Blut hat. Ebenso war bei der Analyse der weiteren getesteten Variablen kein oder fast kein Zusammenhang bzw. Einfluss erkennbar. Einzig das Alter korrelierte mit dem Hämoglobinwert. Folglich wird die Hypothese abgelehnt, dass Vegetarier einen niedrigeren Hämoglobinwert haben als Nicht-Vegetarier. Demnach weisen Vegetarier auch kein höheres Risiko auf, eine Eisenmangelanämie zu entwickeln.

Bei der durchgeführten Analyse ist allerdings zu berücksichtigen, dass keine Mengenangaben zum Fleischverzehr untersucht wurden. Es ist durchaus möglich, dass Kinder, von denen angegeben worden ist, dass sie Fleisch verzehren, dies z.B. nur einmal im Monat tun. Dadurch würden sie sich bezüglich ihrer Eisenaufnahme vermutlich nur gering von den Vegetariern unterscheiden.

Dass der Hämoglobinwert altersabhängig ist, wird durch die Auswertung der durch die KiGGS-Studie gemessenen Laborparameter von Thierfelder et al. (2007) bestätigt. Bei Kindern kommt es mit Zunahme des Alters auch zu einer Zunahme des Hämoglobinwerts [10]. Widersprüchlich ist, dass in der Analyse kaum ein Einfluss des Geschlechts auf den Hämoglobinwert aufgezeigt werden konnte, da von Thierfelder et al. dieser Einfluss besonders ab dem 12. Lebensjahr aufgedeckt wurde [10]. Grund für die Effektminderung des Geschlechts in der vorliegenden Analyse ist vermutlich der Unterschied, dass hier alle Kinder von 0 bis 17 Jahren untersucht worden sind.

Einige der Faktoren, die den Hämoglobinwert beeinflussen könnten, wurden in der KiGGS-Studie erhoben und in dieser Analyse untersucht. Sie zeigten jedoch keinen bzw. fast keinen Einfluss. Allerdings gibt es noch weitere Faktoren, die einen Einfluss auf den Hämoglobinwert haben können wie z.B. Infektionskrankheiten wie Malaria, Mangel an bestimmten Mikronährstoffen wie Folsäure oder Erbkrankheiten wie Thalassämie [12]. Diese wurden in der KiGGS-Studie nicht erhoben und konnten deshalb nicht in die Analyse mit einfließen.

Zu beachten ist zudem, dass die Ergebnisse dieser Analyse nicht repräsentativ sind, d.h. sie sind nicht auf die Grundgesamtheit der 0- bis 17-jährigen Kinder in Deutschland übertragbar, da bei der KiGGS-Studie ein komplexes zweistufiges Stichprobenverfahren mit ungleichen Auswahlwahrscheinlichkeiten angewendet wurde. Dadurch kommt es beispielsweise zu einem Oversampling der Gemeinden in den neuen Bundesländern oder bestimmter Altersgruppen. Des Weiteren ist zu berücksichtigen, dass für Kinder unter einem Jahr keine Hämoglobinwerte erhoben wurden und für Kleinkinder im Alter von 1 und 2 Jahren der Anteil derjenigen, die keine Blutprobe abgegeben haben, mit 64,63% recht hoch ist [11]. Diese Tatsache könnte ebenfalls zu einer Verzerrung der Ergebnisse geführt haben.

Ein weiterer Bias könnte die niedrige Response-Rate von 66% sein, wodurch es ebenfalls zu Verfälschungen gekommen sein kann. Außerdem fehlen von 23% aller Teilnehmer Angaben zum Fleischverzehr und dem Hämoglobinwert.

In dieser Analyse wurde versucht zu überprüfen, ob eine fleischlose Ernährung die Entstehung einer Eisenmangelanämie begünstigt. Dazu wurde als Indikator der Eisenmangelanämie der Hämoglobingehalt des Blutes hinzugezogen. Laut Weltgesundheitsorganisation (WHO) & Center for Disease Control and Prevention (2004) ist der Hämoglobinwert ein guter Indikator für eine Anämie, aber für die Eisenmangelanämie nicht ausreichend. Personen, die unter einer Anämie leiden, können einen normalen Eisengehalt im Blut aufzeigen und Personen mit einem Eisenmangel leiden nicht alle unter Anämie. Die WHO empfiehlt, zur Diagnose einer Eisenmangelanämie noch weitere Parameter hinzuzuziehen, wie den Ferritinwert und den Wert des löslichen Transferrinrezeptors (sTfR), da diese einen konkreten Aufschluss über den Eisenstatus einer Person geben können. Zu beachten ist jedoch, dass der Ferritinwert selbst durch kleinste Einflüsse wie z.B. eine Infektion verändert werden kann und somit nicht immer valide Aussagen über den Eisenstatus zulässt. Anhand des Ferritin- und des sTfR-Wertes alleine kann bereits auf einen bestehenden Eisenmangel geschlossen werden, welcher einer Eisenmangelanämie vorrausgeht [12]. Eine Analyse des Einflusses von vegetarischer Ernährung auf die von der WHO empfohlenen Parameter könnte demnach eine bessere Differenzierung zwischen Eisenmangel, Eisenmangelanämie und Anämie ermöglichen.

Unter Berücksichtigung der genannten Limitationen lässt sich anhand der durchgeführten Analyse abschließend nicht mit Sicherheit klären, ob eine vegetarische Ernährungsweise zu einer Eisenmangelanämie führen kann oder nicht.

Schlussfolgerung

Aufgrund der Ergebnisse unserer Analyse kann keine Aussage getroffen werden, ob der Verzicht auf Fleischprodukte die Entstehung einer Eisenmangelanämie begünstigt.

Um die Ergebnisse auf die Grundgesamtheit übertragen zu können und somit die Aussagekraft der Analyse zu stärken, müsste eine weitere Analyse mit den vom Robert Koch-Institut entwickelten Gewichtungsvariablen, wie z.B. „wKiGGS", durchgeführt werden [11]. Dadurch könnte das Oversampling z.B. in bestimmten Gruppen wie Altersgruppen oder Gemeinden in den neuen Bundesländern ausgeglichen werden.

Um den Effekt von fleischloser Ernährung auf die Entstehung einer Eisenmangelanämie besser beurteilen zu können, sind weitere Analysen nötig sowie Studien, in denen das Ernährungsverhalten noch genauer erhoben wird, z.B. ein genaueres Konsumverhalten von Fleisch. Hierbei ist jedoch zu bedenken, dass die Durchführung solcher Studien vor allem in Hinblick auf die genaue und differenzierte Datenerhebung sehr schwierig umzusetzen ist.

Da einer Eisenmangelanämie immer ein Eisenmangel vorausgeht, sollten in zukünftigen Analysen die von der WHO empfohlenen Parameter Hb-Wert, Ferritinwert und der Wert des löslichen Transferrinrezeptors untersucht werden, um den Effekt von vegetarischer Ernährung auf Eisenmangel, Eisenmangelanämie und Anämie besser voneinander differenzieren zu können.

Da Querschnittsdaten wie in der vorliegenden Analyse weniger gut geeignet sind, um Ursache-Wirkungsbeziehungen zu untersuchenden, wären Längsschnittstudien, wie Kohortenstudien und randomisierte kontrollierte Studien (RCT), geeigneter. Eine RCT ist hierbei das Mittel der Wahl, wobei allerdings ethische Probleme und Schwierigkeiten der Durchführbarkeit nicht außer Acht gelassen werden sollten.

Quellenverzeichnis

1. Deimel I., Böhm J. & Schulze B. (2006) Low Meat Consumption als Vorstufe zum Vegetarismus? Eine qualitative Studie zu den Motivstrukturen geringen Fleischkonsums – Diskussionspapiere, Göttingen, Deutschland
   URL: http://www.uni-goettingen.de/de/document/download/8151804d1db01ca5b822cc22cac0c0f2.pdf/Diskussionsbeitrag100 2_Low%20Meat%20Consumption.pdf (Einsicht am 02.02.2011)
2. Lentze M. J. (2001) Vegetarische Ernährung und Außenseiterdiäten im Kindesalter, Bonn, Deutschland
   URL: http://www.springerlink.com/content/xfgmygd5y8xc7qt5/ (Einsicht am 14.12.2010)
3. Leitzmann C. & Hahn A. (1996) Vegetarische Ernährung, Stuttgart, Deutschland
4. Wormer, Dr. med. E. J.(Hrsg.) & Bauer, Prof. Dr. med. J. A. (2004). Medizin und Gesundheit – Neues großes Lexikon. Helmut Lingen GmbH & Co. KG, Köln, Deutschland
5. Guerreiro M. C., Nakano A. M. S., Silva I. A., Gomes F. A. & Pereira M. J. B.(2010) Prevalence of Anemia in Children Three to 12 Months Old in a Health Service in Ribeirão Preto, SP, Brasilien
   URL: http://www.scielo.br/pdf/rlae/v18n4/19.pdf (Einsicht am 30.11.2010)
6. Bortolini G.A. & Vitolo M.R. (2010) Relationship between iron deficiency and anemia in children younger than 4 years, Brasilien
   URL: http://jped.com.br/conteudo/10-86-06-488/ing.asp?cod=2138 (Einsicht am 30.11.2010)
7. Vilsu I M., Bhatti A. & Gupte S. C. (2008) Iron status of regular voluntary blood donors, Gujarat, Indien
   URL:http://www.ajts.org/article.asp?issn=0973-6247;year=2008;volume=2;issue=1;spage=9;epage=12;aulast=Mahida (Einsicht am 31.01.2011)
8. Robert Koch-Institut (Hrsg.) (2010) KiGGS – die Langzeitstudie des Robert Koch-Instituts, Berlin, Deutschland
   URL: http://www.kiggs.de/studie/index.html (Einsicht am 02.02.2011)
9. Mensik G. B. M., Kleiser, C. & Richter A. (2007) Lebensmittelverzehr bei Kindern und Jugendlichen in Deutschland – Ergebnisse des Kinder- und Jugendgesundheitssurveys (KiGGS). Bundesgesundheitsblatt – Gesundheitsforschung – Gesundheitsschutz 2007-50: 609-623, Berlin, Deutschland
   URL:http://www.kiggs.de/experten/downloads/Basispublikation/Mensink_Lebensmittelverzehr.pdf (Einsicht am 04.02.2011)
10. Thierfelder, W., Dortschy, R., Hintzpeter B., Kahl H. & Scheidt-Nave C. (2007). Biochemische Messparameter im Kinder- und Jugendgesundheitssurvey (KiGGS). Bundesgesundheitsblatt – Gesundheitsforschung – Gesundheitsschutz 2007-50: 757-770, Berlin, Deutschland
    URL:http://www.kiggs.de/experten/downloads/Basispublikation/Thierfelder_biochem._Messparameter.pdf (Einsicht am 04.02.2011)
11. Robert Koch-Institut (Hrsg.) (2008) KIGGS - Dokumentation des Datensatzes, Berlin, Deutschland
12. World Health Organisation (WHO), Center for Disease Control and Prevention (CDC) (2004) Assesing the iron status of populations, Genf, Schweiz
    URL:http://www.who.int/nutrition/publications/micronutrients/anaemia_iron_deficiency/9789241596107.pdf (Einsicht am 09.02.2011)

Tabellenverzeichnis

Abbildungsverzeichnis

Anhang

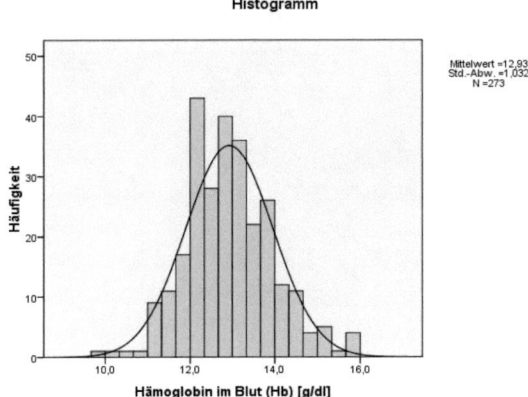

Abbildung 1: Verteilung des Hämoglobins im Blut (Hb) [g/dl] der Vegetarier, Daten: KiGGS

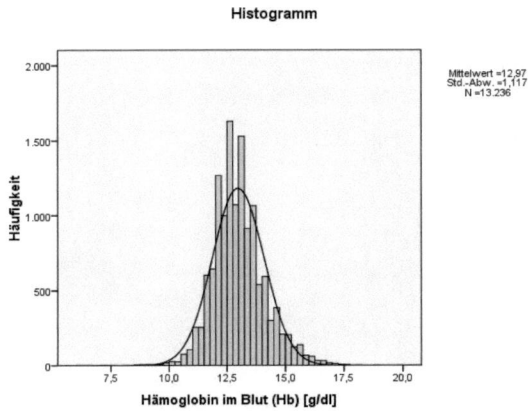

Abbildung 2: Verteilung des Hämoglobins im Blut (Hb) [g/dl] der Nicht-Vegetarier, Daten: KiGGS

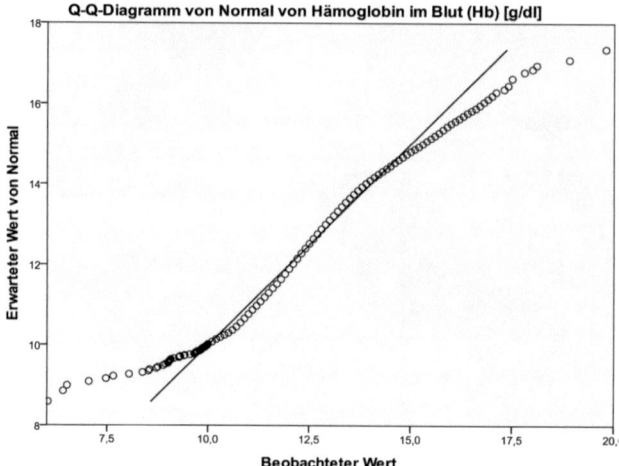

Abbildung 3: Beobachtete Hb-Werte für Vegetarier und Nicht-Vegetarier zusammen im Vergleich zu erwarteten Werten bei einer Normalverteilung, Daten: KiGGS

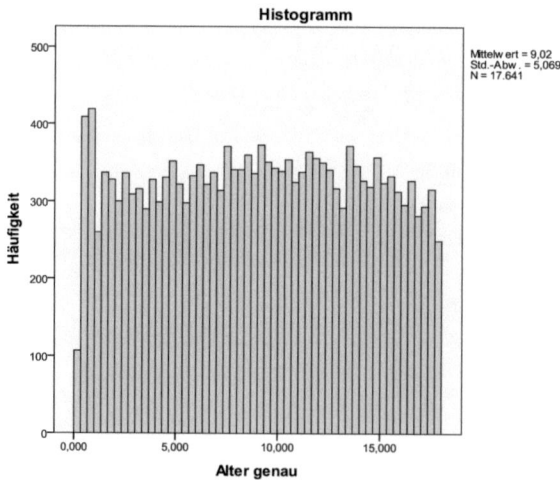

Abbildung 4: Verteilung von „Alter genau" nach Jahren, Daten: KiGGS

13

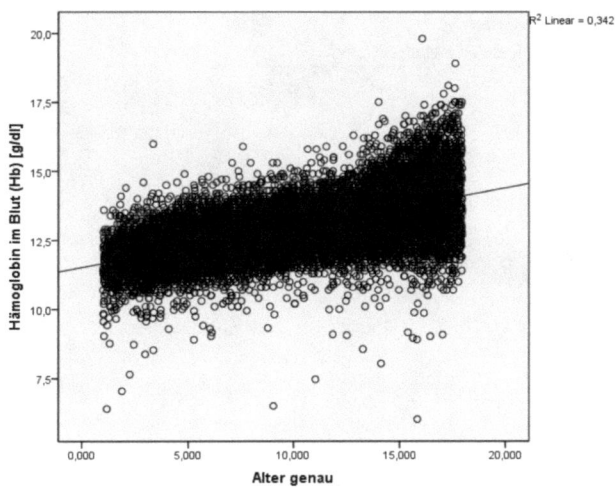

Abbildung 5: Streudiagramm von Alter und Hb-Wert mit Loess-Kurve, Daten: KiGGS

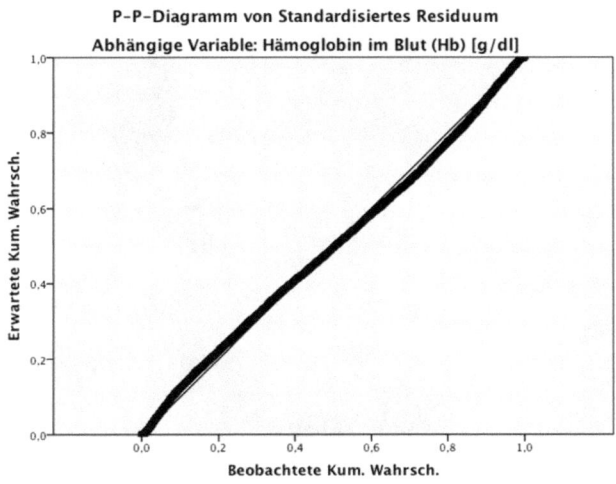

Abbildung 6: P-P-Diagramm der standardisierten Residuen, abhängige Variable Hämoglobin im Blut (g/dl), Daten: KiGGS

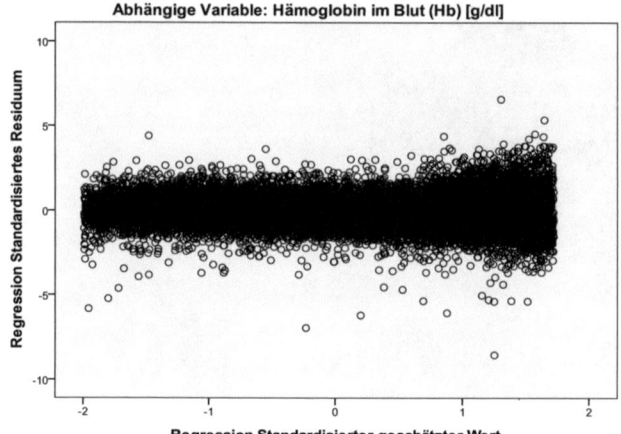

Abbildung 7: Streudiagramm der standardisierten Residuen über die geschätzten Werte, Daten: KiGGS

Logbuch

- 16.11.2010: UR-Datensatz (v0) erhalten von Herrn Zöllner
  - Abgespeichert unter „v0KiGGS03_06" im Pfad „I:\Fachprojekt Epi\2003 - 2006 KiGGS"
- 30.11.2010: v0 zu v1: Umkodierung der Variable „Ernährung ohne Fleisch, Geflügel, Wurst (Zeile 386 in SPSS/e0681)" → 1=1, 2=2, 3= System definiert fehlend, 4= System definiert fehlend
- 07.12.2010: v1 zu v2: Umkodierung der Variable „Übergeben bei Völlegefühl (k1181)" →1=1, 2=2, 3 und 7= System definiert fehlend
- 04.01.2010: v2 zu v3: Einfach lineare Regression mit Prüfung auf Ausreißer: Speichern der Variablen: SDB1_1, SDB0_1, DFB1_1, DFB0_1, SDF_1, DFF_1, COV_1, LEV_1, COO_1, MAH_1, ZRE_1 (automatisch von SPSS, wenn bei linearer Regression ausgewählt)
- 30.1.11: v3 zu v4: Speichern der Variable ZPR_1 (automatisch von SPSS, wenn bei linearer Regression ausgewählt)
- 31.1.11: v4 zu v5: Umkodierung der Variable ZPR_1: (MISSING=SYSMIS), (-2.17719 bis -1.1815653=1), (-1.1815654 bis -0.2290643=2), (-0.2290644 bis 0.7126569=3), (0.7126570 bis 1.72085=4) in die Variable Pred_grp. (standardisierte geschätzte Y-Werte in Gruppen nach vorheriger Quartilsberechnung von ZPR_1)

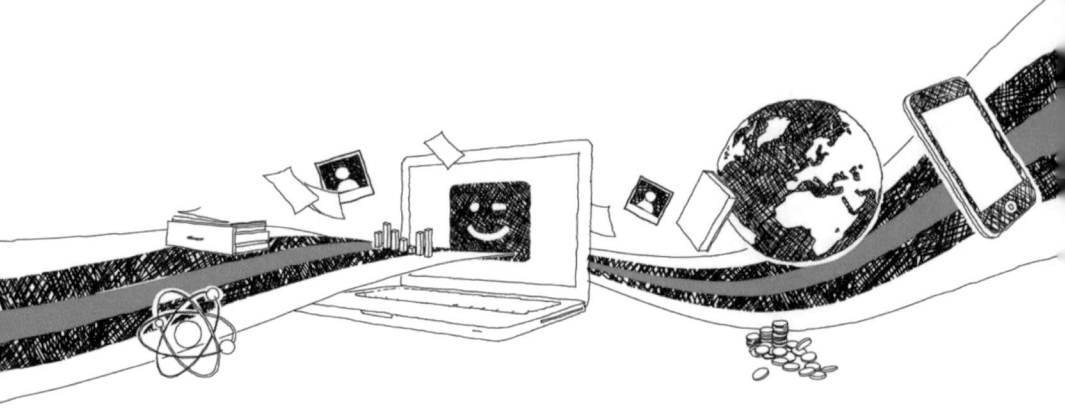
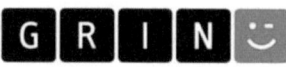